CHOLÉRA.

VEYSSET, Libraire, rue de la Treille, n. 14, à Clermont-Ferrand (Puy-de-Dôme).

CHOLÉRA.

PROTESTATION

CONTRE LA LOI SANITAIRE INTERVENUE,

SUIVIE

D'une Analyse exacte et critique de tout ce qui a été publié en Russie, etc., sur ce fléau, et sur le seul moyen avéré de s'en garantir,

PAR J. LEYMERIE,

Ancien Médecin en chef de l'Hospice Cochin, et l'un des envoyés à Barcelone pour l'épidémie de 1821.

PRIX : 1 FR. 50 CENT.

> A tout ce que vous direz, nous dirons, *nous*, que cela n'est pas vrai : on nous croira, *nous*, et l'on ne vous croira pas, *vous*.
>
> PARISET, *à Barcelone*.

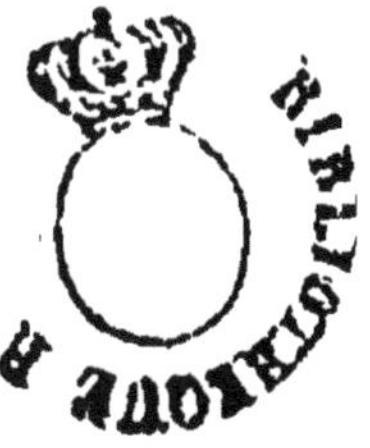

Paris,

DAVID, Imprimeur, boulevart Poissonnière, n. 4 bis ;
ROUEN frères, rue de l'Ecole-de-Médecine, n. 13 ;
Et chez l'Auteur, rue de Cléry, n. 96.

1831.

IMPRIMERIE DE DAVID,
BOULEVART POISSONNIÈRE, N. 4 bis.

PROTESTATION.

BIEN que l'opinion sur les *causes atmosphériques* que j'ai signalées depuis plus de vingt-cinq ans, comme procurant exclusivement le *Choléra*, *la peste et la fièvre jaune*, ait fait le tour du monde, et que les peuples soient maintenant fixés sur ce point par l'exemple de la Barcelonnette, qui, en renversant le cordon sanitaire, renversa aussi la contagion (1);

(1) La population de Barcelonnette était de 5,500 âmes, 2,000 sont sortis, et tous (trois exceptés déjà envahis et qui ne contagièrent

cependant je dois au serment que j'ai prêté, en qualité de membre de la société des anti-contagionistes de Barcelonne, de protester, comme je proteste contre toutes mesures ou lois sanitaires qui auraient pour base le système de contagion; protestant de nouveau, toujours en mon propre et privé nom, contre celui d'infection. J'insiste d'autant plus sur ce dernier système, qu'il a prévalu pendant plusieurs années aux académies, quoique les nombreuses preuves qui se sont accumulées contre lui n'aient pas ob-

---

personne) ont conservé leur santé; parmi les 3,500 restés, 1,320 ont péri. Ils seraient encore pleins de vie sans le cordon sanitaire, qu'on leur a conseillé de franchir.

tenu de ses auteurs un désistement, d'autant plus désirable, qu'il eût arrêté les entreprises téméraires des partisans spéculateurs et diplomatiques de leur contagion obligée et tortionnaire.

Examinons d'abord la conduite cauteleuse de M. le ministre du commerce et de ceux des médecins qu'il s'est choisis pour arracher un million, à l'effet de mettre à exécution les mesures mortifères qu'il propose sous le nom de *sanitaires*.

Son excellence, puisque excellence il y a, après avoir débité à la Chambre la leçon de ses conseillers sanitaires, à peu près aussi bien qu'un perroquet pourrait le faire, a la bonté de nous dire : « Le Gouvernement *n'épouse aucune théo-*

rie sur le caractère du Choléra ; et, bien que l'itinéraire qu'il s'est tracé jusqu'ici, en paraissant attester qu'il a généralement suivi la marche des armées, les grandes communications commerciales ou continentales, établissent une forte présomption, qu'il a été introduit par importation dans les pays où il s'est manifesté ; bien que les mesures qui ont été prises dans la plupart des états européens forment un préjugé en faveur de cette opinion, *nous ne l'adoptons ni ne la repoussons, la science use de la liberté qui lui appartient, en disputant sur la nature de la maladie*, l'administration remplit un devoir impérieux en ne livrant rien au hasard, lorsqu'il s'agit de la vie des citoyens.

Pouvons-nous nous dispenser de

faire ce qui a été fait dans tous les états policés, pour nous préserver d'un *danger même éventuel?* Pouvons-nous nous abandonner à une sécurité qui ne reposerait que sur une théorie *peut-être trompeuse?* telles sont les questions que le Gouvernement a dû se faire; la réponse ne pouvait être douteuse.

A tout ce verbiage, *marche des armées*, *grandes communications commerciales ou continentales*, *caravanes*, *animalcules*, *petites ou grosses bêtes vertes*, qui dans tous les cas nous tombent du ciel; *camphre*, huile de Cajeput, tout exprès venue des Indes, etc., répétés dans tous ceux des journaux qui, à tort ou à travers, ont cru devoir, par courtoisie ministérielle, commerciale, ou autrement, prendre le parti de la contagion, le *Constitutionnel* du 1er de ce mois de septembre, a fait une réponse qui ne laisse aucune réplique à M. le ministre du commerce, ni aucun moyen d'utiliser le million accordé, à moins qu'il ne soit employé pour secourir les habitans envahis, hors l'atmosphère qui les immole, et d'en empêcher l'approche à ceux qui par ignorance vont y chercher la mort.

» A Jassy, Moldavie (5 juillet), dit le *Constitutionnel*, d'après la *Gazette de Hambourg*, malgré toutes les mesures de prudence, le Choléra éclata sur divers points, au commencement d'avril, et *non pas, comme on le dit, le long des fleuves et des grandes routes, mais dans les pays monta-*

gneux qui sont hors de la ligne de communication. » En cela le Choléra a beaucoup de rapport avec la fièvre jaune du canton de Berne (1767), qui n'était et ne fut jamais un port de mer, quoiqu'on ait soutenu qu'elle était une denrée maritime. A Jassy, il se montra d'abord faiblement; on prit aussitôt des mesures, car la position marécageuse de la ville, les rues étroites donnaient de l'inquiétude : à ces désavantages, il fallait ajouter les intempéries de la saison et des pluies qui duraient des semaines entières, (sans dissoudre les miasmes trop durs à fondre). Aussi le Choléra fit-il des ravages affreux. Des individus de toutes les classes, et parfaitement bien portans quelques instans auparavant, tombaient subitement sans mouvement, et mouraient bientôt après.

Sur 5,578 individus attaqués de la maladie, il en périt 2,779. »

Ce nombre fût doublé, si, fort heureusement, la moitié de la population (27,000 âmes), n'eût émigré, fuyant par conséquent l'atmosphère qui lançait la mort sur cette portion restée soumise aux idées de contagion.

D'après un tel fait, que tant d'autres accompagnent, usant au profit de la science du droit que lui donnent des expériences si positives, le ministre, qui reconnaît ce droit pour le gouvernement, qui se l'arroge, nous permettra de conseiller à tous les peuples de l'Univers, de n'avoir aucun égard aux mesures prétendues sanitaires, que son excellence se propose de leur donner ; aucun gouvernement, aucun potentat n'a le droit de rendre des arrêts de mort envers les peuples, sous l'hypocrite prétexte de leur sauver la vie contre des fléaux dont ils commencent et finiront bientôt par se garantir, s'ils ont le courage de repousser avec énergie les secours qui leur sont offerts par l'égoïsme et la cupidité. Car les médecins à la Pariset, à la Bally, à la Dubois, etc., font presque toujours plus de ravages que le fléau lui-même. Barcelonne nous est témoin de ce que j'avance, et que j'ai moi-même vérifié. Mazet en est une bien triste preuve.

« Le gouvernement, dit M. le ministre, *n'épouse aucune théorie sur le caractère du Choléra, il n'adopte ni ne repousse* celle de contagion. » Je ne sais si M. le ministre du commerce, est ou n'est pas frappé d'aliénation mentale, quand, au nom du gouvernement, il s'aventure à débiter des mensonges qui ne manqueront pas d'être relevés par M. Sébastiani surtout, qui comparaît, naguères, les cordons sanitaires a un nouveau Coblentz. Certes, aujourd'hui, M. le ministre de l'extérieur ne nous démentira pas sans courir les risques d'être, par moi, cité devant la *Gazette de France*. Celle-ci, dans son supplément du 22 août dernier, dit très-positivement, et pour le compte de M. Moreau de

Jonnès, l'un des conseillers sanitaires de M. d'Argout, et probablement son faiseur, entre autres sottises :

1° « Que le Choléra et la contagion étaient arrêtés dans leur marche d'Asie en Europe, *l'espace de sept ans*, et qu'ils pouvaient être renfermés pendant un temps indéfini. »

2° Mais la révolution de juillet ayant déterminé le mouvement vers l'intérieur de la Russie....... Là M. Moreau de Jonnès, donnant une large envergure aux aîles de sa contagion réveillée en sursaut, trace géographiquement les routes qu'elle a parcourues en sens inverse des vents qui la promènent du sud à l'ouest et du nord à l'est ; puis, à l'instar des maniaques de Bicêtre, il vomit toutes sortes d'imprécations aux députés qui se sont avisés de refuser des subsides aux mensonges que lui et les siens ne cessent de nous distribuer depuis 1821. Mais M. d'Argout les ramasse pour nous en faire une jolie partie de commerce. Nos députés donneront-ils dans le piége? Instruisons-les en suivant M. Moreau de Jonnès dans ses furies contagionnaires.

3° « Que si le Choléra-Morbus s'est propagé en moins de dix mois des bords de la Mer Caspienne, *où il stationnait depuis plusieurs années*, (contagion qui dort, qui vole !!!) jusqu'aux rives de la Baltique, de l'Elbe, de l'Oder et du Danube, c'est aux grands mouvemens de troupes qui ont eu lieu, qu'il faut l'attribuer. » Insensé qui ne voit pas que la conséquence de son raisonnement serait : *Sublatis regibus tollitur effectus.*

4° « Que *c'est la révolution de juillet* qui a été la cause déterminante de ces mouvemens de troupes et de ces guerres.

5° « Que, *sans la révolution de juillet*, le Choléra-morbus serait encore confiné en Asie, ou du moins assez éloigné pour que, de long-temps, ses atteintes ne soient pas à redouter. »

Ici le rêve de M. Moreau de Jonnès s'arrête au milieu de cette autre conséquence de quarantaines de dix ans, qu'il n'ose proposer dans cet accès de folie intermittente. Mais le million sanitaire, jugé tous les ans nécessaire pour bercer la contagion, y suppléera. Dites à présent que M. d'Argout n'entend pas le commerce! Ce n'est pas seulement la bourse ou la vie que M. le ministre demande ; c'est la bourse et la vie des peuples qu'il lui faut pour raison de santé.

« Ces considérations, continue notre maniaque, sont faites pour être appréciées par les hommes qui auront la haute direction politique de notre pays ; mais il est à douter qu'elles *émeuvent vivement ceux qui, en* 1821 *et* 1822 auraient laissé envahir la France par la fièvre jaune, si ont eût écouté leurs sophismes sur *la liberté illimitée des contagions*, si un ministère ferme et éclairé (Corbières, Capelle et Boisbertrand, quelles lanternes !) n'eût pris, malgré des clameurs insensées, toutes les mesures propres à garantir le royaume de ce fléau. »

J'espère, M. Moreau de Jonnès, magnanime officier des grosses et petites bêtes vertes, que cette protestation vous prouvera combien je suis ému de toutes vos extravagances académiques et ministérielles !!!

Continuez, M. l'officier de l'état-major : « Les hommes d'état de qui l'on attend une défense ferme et intelligente du territoire contre le Choléra-morbus, *sont les mêmes* qui ont voté *contre l'admirable législation sanitaire* proposée par le gouvernement de *la restauration ; législation* qu'un peuple voisin nous a empruntée, (par coalition contre la vie des peuples, par sainte alliance); qui ont refusé des subsides pour l'établissement des lazarets, *id est*, cabarets ministériels, car aujourd'hui on fait argent de tout), *tandis que* cette terrible maladie désolait les Antilles, la Catalogne et Cadix. Cordons sanitaires en Espagne, pour préserver les Antilles, est très-spirituel; comme à tout ce qu'il dit, l'officier de l'état-major ajoute de grâce! « mais alors ils *préféraient la révolte avec la peste.* » Non, M. Moreau de Jonnès : c'est la révolte contre la peste et les pestiférans qui vous ressemblent, que nous préférons et que nous exciterons de tout notre pouvoir et de notre expérience qui n'a rien de votre effronterie militaire, rien des coupe-jarrets vos acolytes, rien de votre ignorance profonde en physique ou en chimie, dans une question toute de chimie médicale et physiologique, que ne saurait éclairer une misérable et stérile géographie.

« Le général Foy, dit notre énergumène, menaçait les ministres du poids de la plus grande responsabilité; et M. Sébastiani les sommait de s'expliquer de manière à rassurer l'Espagne qui, selon lui, voyait un *nouveau Coblentz dans le cordon sanitaire*; mais plus la mesure était sage et salutaire, plus elle devait provoquer le mécontentement de la gauche, etc.

« La France fut préservée cependant; elle le dut à la vigilance et à la fermeté de son gouvernement et au *courage de quelques médecins*... qui prirent bien vîte la poste aussitôt que leur fourberie diplomatique fut découverte (1).

---

(1) Voyez mon Avis au Peuple sur les cordons sanitaires; lequel, volé d'abord au secrétariat de la chambre avec ma pétition, de nouveau présenté avec la même pétition, fut accueilli par elle à l'unanimité, et le budget réduit. Les sieurs Pariset et Bally sont véhémentement suspects de ces soustractions de pièces contre leur contagion ordonnée, comme A. Dubois a été convaincu d'escamotage de lettres à l'Académie de Médecine; voilà les membres du conseil sanitaire choisis par M. d'Argout, à l'exclusion formelle d'aucun anti-contagioniste, à l'effet de prouver que le Gouvernement *n'épouse, n'adopte, ni ne repousse aucune théorie sur le caractère du Choléra.* »

Pourquoi donc va t-il la chercher dans le manche du forceps de Dubois? Est-ce parce qu'il aurait touché la tête du petit Reichtadt? Mais cela

« Rien n'est plus facile que la surveillance de la navigation..... (Oui, avec mes mesures) ; nous n'avons point de caravanes, si ce n'est *celle de la propagande libérale*, contre laquelle M. l'officier de l'état-major demande des cordons sanitaires aux libéraux eux-mêmes, et par l'organe du ministre du commerce !

Le reste de l'article de M. Moreau de Jonnès, formant avec ce que je

---

ne préserve pas du Choléra, cela le donne au contraire, à cause des guerres et des émeutes qu'il nous procure. Demandez plutôt à M. Moreau de Jonnès ?

Dubois n'entend rien à toutes ces questions, il me l'a dit lui-même ; ce sont des consultations et de l'argent qu'il cherche; c'est, de la médecine, ce qu'il connaît le mieux. Il est si pauvre, si désintéressé !

viens de rapporter, une provocation formelle à la chûte de notre gouvernement de juillet, c'est à M. Persil d'en suivre les traces; les deux partis qui ont seuls un intérêt mathématique à ce renversement, s'expliquent trop clairement à propos de mesures sanitaires, pour que ce magistrat puisse s'y méprendre, sans arrière-pensée. J'offre de l'aider à découvrir le secret des émeutes, attendu que je les ai toutes vues et bien entendues. Mais, dans le cas où M. l'officier de l'état-major, que je recommande à la pitié de M. le ministre de la guerre, serait inquiété, je lui offre, en beau joueur, un bon et valable certificat de démence, auquel, j'en suis sûr, les ju-

·és les plus libéraux auront de grands égards.

M. le ministre du commerce, pour mieux prouver son impartialité, et très-certainement pour avoir à la Chambre l'appui d'une autorité très-respectable, a imaginé de réunir M. Gay-Lussac à sa commission sanitaire ; et ce célèbre chimiste, qui n'a jamais soufflé le mot, à l'Académie, sur une question toute de sa compétence, s'est accolé aux contagionistes les plus déhontés, à ceux dont la réputation de probité, en cette matière, est la plus justement suspectée ; à ceux qui, aux académies, ont falsifié les ouvrages qui leur ont été présentés, et qui ont soustrait lettres, documens et preuves patentes d'inadmissibilité d'aucun système de contagion ; à ceux, enfin, accusés de faux sciemment calculés pour faire adopter leur contagion ministérielle. Voilà, MM. Magendie et Chervin, votre ouvrage : tâchez de le réparer si vous le pouvez ; tâchez de réparer votre déloyauté envers moi qui vous avais annoncé cette honteuse catastrophe ! Nous voilà tous proscrits par M. d'Argout, nous lui résisterons.

Cette nomination de M. Gay-Lussac a été suivie d'une sorte de levée de boucliers, dans la séance du 8 août, de l'Académie des Sciences, contre la lecture des lettres de Russie et de la Pologne, qui n'admettaient pas la contagion du Choléra, pas plus que la commission de santé de Moscou, et qui étaient communiquées par M. Magendie. M. Dupuytren, qui provoqua la contestation, soutenue ensuite par M. Cuvier, fit prendre, à l'Académie, la résolution de ne plus communiquer en séances des documens qui lui parurent informes, et qui dès-lors seraient renvoyés à l'éternelle et muette commission du Choléra; oui, muette, et je lui défie de parler sans se fourvoyer, car elle se compose *d'infection et de contagion*, et la plupart de ses membres n'ont jamais vu ni pièces, ni épidémies qu'ils sont appelés à juger. Quoi qu'il en soit, M. Cuvier a insisté pour l'accélération du rapport que je sollicite depuis cinq mois, et il était urgent, sur ceux des travaux russes qui m'ont paru le plus habilement traités, de tous ceux qu'on a présentés jusqu'ici sur toutes ces épidémies : travaux, que M. le ministre du commerce a formellement refusé de conaître, évidemment parce qu'ils repoussent M. Moreau e Jonnès, nominativement, ensemble, les deux systèmes de *contagion* et d'infection ; que les expériences chimiques, les seules de ce genre qui aient jamais été tentées, bien que susceptibles de perfectionnemens, devaient, avant de nommer pareille commission ministérielle, être rapportées par l'Académie des sciences, à laquelle elles ont été si loyalement adressées par M. de Loder, premier médecin de l'empereur Nicolas; elles devaient, dis-je, être rapportées, ne fût-ce que pour les faire connaître, les vérifier et les faire utiliser par les commissions envoyées en Russie et en Pologne.

M. Dupuytren, contre son riche et précédent rapport qu'il termine en manifestant le désir, que cette question de *contagion et d'infection* soit traitée sous *un nouveau point de vue*, se prononce aujourd'hui pour la *contagion*, qui ne lui paraissait d'abord pas très-assurée. Voilà donc pour la commission d'Argout un renfort formidable, sans doute, mais un renfort de convenance et non pas d'expérience. C'est là la raison de l'escamotage du décret *sanitaire* que nos jeunes députés ne se sont pas sentis capables de lutter contre M. Gay-Lussac, qui n'a pas cru devoir les éclairer. Il nous dira peut-être plus tard que sa religion a été surprise par son absence de la Chambre.

M. Dupuytren, d'après ce qu'il a dit à l'Académie, ne connaissait probablement encore ni les autopsies, ni le travail chimique du conseil de santé de Moscou, aujourd'hui entassés dans les cartons du secrétariat et pêle-mêle avec une foule d'autres papiers à peu près inutiles, et desquels on ne pourra se retirer sans un travail aussi long que fastidieux, bon à rien peut-être, mais toujours venu beaucoup trop tard pour les dangers dont on nous a menacés, s'ils venaient à se manifester.

Quelle que soit la haute considération et le profond respect que je porte à MM. Cuvier, Gay-Lussac, Dupuytren et Magendie, je ne saurais adopter leur opinion de *contagion et d'infection*, qu'au préalable, ces savans illustres nous aient prouvé et bien établi qu'on peut dégager des gaz, *ou miasmes* d'un corps glacé, ce qui serait synonime *de gaz sans calorique*. Je déclare que je n'y croirais pas plus qu'au dégagement du gaz *hydrogène percarbonné*, de MM. Magendie, de Fermont et Chervin, provenant des matières animales et végétales, en fermentation sous un tas de neige. Voilà pourtant le fait du Choléra de Russie et le point de la question qui ont tant amusé les medecins de Moscou, contre lesquels M. Moreau de Jonnès tiendra long-temps rancune.

Voilà enfin les preuves de la sincérité et du désintéressement de M. d'Argout et des médecins qu'il a choisis pour sa commission sanitaire (1).

---

(1) *Courrier du dimanche 25 septembre.*

« Le roi de Prusse a ordonné que tous les cordons sanitaires fussent dissous dans ses états; il supprime toutes les mesures de salut qu'il avait projetées lui-même, et fait exécuter avec un soin particulier. Ce changement subit de résolution rend disponibles 128,000 hommes, qui étaient employés au cordon de l'Oder.

» Il est déjà mort à Berlin 218 personnes du Choléra, selon les rapports du 17 de ce mois. »

De deux choses l'une, ou le roi de Prusse s'est convaincu de l'inutilité des cordons et de leur danger, ou la contagion est purement diplomatique. Le fait est qu'elle a passé par-dessus les baïonnettes. Répondez, égoïstes ?

FÉROCITÉ DES CONTAGIONISTES.

Dyssenterie des Côtes d'Afrique.

En 1805, sur la rivière de Camby (côte d'Afrique). Le *Cutter-le-Vautour*, armé de vingt-quatre canons avec deux cents hommes de troupes ou d'équipage, captura un négrier anglais avec trois cent vingt nègres. Sur cette même rivière, était

Passons à l'analyse des ouvrages bien plus philantropiques du conseil de santé dont je viens de parler.

---

un autre négrier américain, contenant quatre-vingt de ces malheureux. C'était la dernière année de licence de traite.

La dyssenterie s'empara de l'un et l'autre bâtiment. Le capitaine américain contagioniste furieux, jeta, tous vivans à la mer, ceux de ses nègres, au nombre de quarante, qui furent les premiers envahis, et au fur et mesure qu'il paraissait un symptôme, et cela pour prévenir la contagion de ceux qui n'étaient point encore atteints de la maladie.

A son exemple, le capitaine du *Vautour* m'ordonna de jeter incontinent à la mer tous ceux chez lesquels j'apercevrais des signes de dyssenterie.

Je priai ce capitaine de vouloir bien commander son navire, tandis que je commanderais mon hôpital, d'où personne ne serait jeté vivant à la mer.

Le résultat fut que je conduisis 312 de ces nègres et tout mon équipage bien portant à Cayenne, huit seulement y ont succombé.

Ce fait est décrit dans mon ouvrage sur la fièvre jaune, rapporté à l'Académie royale de médecine par ordre du Gouvernement. M. Desportes n'a pas jugé à propos d'en faire mention dans son rapport, par la raison, m'a-t-il dit, qu'il était trop favorable à ma doctrine, dont il ne voulait pas faire l'éloge, quoiqu'il eût bien des raisons d'amour-propre pour l'adopter.

Tableau comparatif de mortalité entre les deux systèmes de contagion, etc.

SYSTÈME DE CONTAGION.

Morts effectifs. —	Barcelone...	20,000
	Tortose.....	4,500
	Palma......	10,000
	Total.....	34,500

SYSTÈME OPPOSÉ.

Morts présumés, savoir :

40,000 sur 92,000 émigrés de Barcelone.
9,000 sur 10,000 émigrés de Tortose.
1,500 sur 2,000 égalem. émigrés de Asco.
Total... 53,500 sur 95,000.

Ajoutez 3,000 du port, passage, Saint-Sébastien, émigrés ou révoltés contre les cordons sanitaires, et échappés à une mort plus que probable.

On sait qu'à Gibraltar, 10,000 émigrèrent, et qu'ils rentrèrent bien portant, etc.

ANALYSE

DES TRAVAUX RUSSES,

Envoyés à l'Académie des Sciences.

Un peu plutôt, ou un peu plus tard, la vérité finit par se faire jour à travers les nuages de l'amour-propre lésé ou des ambitions déchues. Cette fois, elle nous vient de la Russie; mais par la poste, sans qu'il soit besoin de la présence des Russes pour la faire admettre, comme il en a été des bains de vapeur, tant repoussés de certains médecins influens.

Bien que la vérité dont il s'agit soit noyée dans un esprit de controverse des auteurs russes que j'analyse ; cependant rien n'est plus facile comme de la conduire à flot et la mettre en évidence. Il ne s'agit que d'écarter la chimère qui fait l'objet de la contestation, et à laquelle les auteurs mettent l'importance de nos anciens chercheurs de pierre philosophale.

Tout est pour les uns expliqué par des recherches anatomiques, par celles chimiques pour les autres, et sans ces deux sciences, selon M. de Loder, premier médecin de l'empereur de Russie (Nicolas). Néanmoins, ils tombent d'accord, sauf la nature du *miasme* imaginaire qui les tourmente tous également. *Ce miasme une fois admis,* dit M. Janichen, rien de plus aisé comme d'expliquer la cause prochaine du Choléra-Morbus. Expliquer la maladie serait sans doute d'un grand avantage; mais une explication qui tendrait à la prévenir, ou au moins à s'en préserver, vaudrait encore mieux; et c'est ce que ne présente pas au premier aspect la doctrine des médecins russes, qui, sans s'en douter, nous fournissent les moyens les plus sûrs d'y parvenir.

M. de Loder s'est entièrement désisté du système de contagion dont il déclare n'avoir été le partisan que comme *représentant d'une opinion assez vague d'ailleurs, mais généralement partagée parce que l'expérience ne l'avait pas assez éclairée*. Aujourd'hui, M. de Loder rejette avec moi depuis plus de vingt-cinq ans, toute idée de contagion et d'infection.

M. Zoubkoff dit formellement « que, par suite de ses observations et de ses expériences, il s'est convaincu que le Choléra n'était ni une *maladie conta-*

gieuse, ni une maladie épidémique miasmatique. »

Comment cependant supposer la présence d'un miasme contenu dans l'air ou autre part, sans admettre une contagion ou au moins un petit bout d'infection ? C'est le mémoire de M. Janichen contre M. de Loder, qui va nous procurer cette importante découverte.

Ils posent l'un et l'autre en fait, et cela d'après M. d'Hermann, leur chimiste d'adoption, que dans les cholériques le sang est décomposé, coagulé, etc., par l'action de leur *miasme* introduit dans la circulation par la respiration, et décomposant le sang *par sa vertu délétère*, suivant M. Janichen, et par une propriété *électro-magnétique*, selon M. de Loder, d'après M. Marin-Darbel, son ami, *qui en a eu l'idée ingénieuse.*

M. Janichen, en faveur de l'infection,

fait une distinction un peu subtile entre le *miasme* du Choléra et celui de la fièvre jaune qui nous vient des matières *animales et végétales en putréfaction*, tandis que le premier nous tombe du ciel, suivant les savans auteurs russes. Pourtant M. Janichen propose une *analogie progressive entre le choléra*, *la peste et la fièvre jaune*.

Laissons-les parler au milieu de leurs recherches, avant de hasarder nos inductions. Dans son mémoire contre M. de Loder, M. Janichen dit :

« 1° Il n'existe point dans l'état actuel de nos observations exactes un seul exemple bien et dûment avéré de contagion directe par attouchement du malade.

» 2° Il n'y a aucun exemple irrécusable de la propagation de la maladie par des effets ou marchandises.

» 3° L'état de l'atmosphère a une influence marquée sur la marche de l'épidémie ; l'humidité de l'air augmente le nombre des malades, le froid paraît diminuer son extension, mais non son intensité. »

Quel est donc ce *miasme muqueux* qui ne se dissout pas dans l'humidité, qui ne se condense pas par le froid ?

« 4° L'épidémie sévit principalement sur la basse classe. L'ivrognerie y prédispose particulièrement.

» 5° Certaines parties de la ville, et en elles certaines maisons constituaient de vrais foyers d'émanations. Dans ces maisons, la prédisposition à la maladie se *dissipait* du moment que l'on dissipait leur population. »

Comment concevoir des foyers d'émanations d'individus qui n'émanent plus quand ils changent de place, d'atmosphère ? Il doivent au moins miasmatiser l'atmosphère, et cela n'arrive pas ; pourquoi ? Parce qu'il n'y a que les miasmes de la Cochinchine qui puissent être déclarés valables pour obtenir le Choléra, puis être lancés dans le commerce. (Voyez les journaux anglais, allemands et français.)

J'observe que les deux précédens alinéas démentent complètement les assertions de M. le docteur Lassis, sur les causes, les effets et la nature de la maladie.

L'auteur, eu égard aux mesures sanitaires à prendre par la police, distingue des foyers d'infection de ceux d'émanations ; et, contradictoirement avec lui-même, il puise ceux-ci dans l'atmosphère du malade ; *ils sont le point de réunion du principe matériel de la maladie, du miasme qui émane du malade.* Le foyer d'infection, au contraire, ne se trouve que là où des substances animales et végétales sont en fermentation.

Les idées de physiologie pathologiques de l'auteur le portent à croire qu'une certaine quantité de suc stomacal est passée dans le torrent de la circulation ; de là doit s'en suivre la coagulation du sang, ce qui lui paraît suffisant pour expliquer la plupart des symptômes et leur résultat funeste. Il se fonde sur la présence de l'acide libre que lui offrirent les substances rejetées par les vomissemens. Il ignorait alors les travaux d'Ainslie. Mais M. Hermann trouva dans le sang d'un cholérique qu'on venait de saigner des *traces* d'acide libre. Ce fait leur parut *susceptible de deux modes d'explication*. M. Hermann suppose que le sang est acide dans le Choléra, et que l'acidité du suc stomacal n'en est que le produit secondaire. M. Janichen croit, au contraire, et avec plus de justesse, le suc stomacal primitivement acide, et que le sang le devient secondairement et par absorption intestinale.

D'accord l'un et l'autre sur la décomposition du sang dans le Choléra, cependant, ils voulurent comparer du sang normal d'un individu bien portant avec celui des cholériques. M. Hermann choisit le sien propre, et celui d'une femme enceinte ; il y démontra jusqu'à l'évidence la présence d'une notable quantité d'*acide acétique libre*. Ce résultat *nouveau et surprenant* apporta des modifications dans leurs idées sur la cause prochaine du Choléra, d'autant plus que M. Hermann trouva, dans le sang de tous les cholériques que M. Janichen lui avait réservé aux différentes périodes de la maladie, une quantité sensiblement moindre d'acide acétique libre et de serum. Le déficit de ces deux substances dans le sang se trouvait approximativement dans les matières rejetées par vomissemens et par évacuations alvines. Donc l'hypothèse, que l'acide et le serum qui se rencontraient dans le suc stomacal et intestinal en aussi grande quantité (des traces d'acide plus haut), était directement soustrait de la masse du sang, obtint, par les expériences, une grande probabilité. Si donc le sang se trouve directement privé par vomissemens et par évacuations alvines de deux élémens absolument *nécessaires à sa liquidité*, la partie colorante (ammoniacale dans le sang français) et la fibrine doivent obtenir une prépondérance relative, et le sang doit prendre une tendance constante à la coagulation, même dans le corps vivant. Ainsi toutes les conditions existent pour que petit-à-petit le mécanisme de la circulation soit interrompu.

Les expériences de M. Hermann ont donc confirmé d'une manière évidente l'opinion émise antérieurement sur la coagulation ; et aujourd'hui, M. Janichen se croit autorisé plus que jamais à soutenir l'hypothèse « *qu'un changement dans les qualités chimiques du sang, constitue la cause prochaine du Choléra.* »

Je ne le contesterai assurément pas, mais je l'expliquerai tout-à-l'heure d'une manière un peu différente, et surtout plus propre à fournir une bonne thérapeutique, et le plus sûr préservatif contre les épidémies de ce genre.

Invoquant les infectionnistes, M. Janichen continue : « Depuis Lancisi, nous reconnaissons trois voies par lesquelles le *miasme* mucilagineux (coagulant) peut entrer dans l'organisation animale, savoir : l'absorption cutanée, intestinale et pulmonaire ; il est vrai que Quesnay prit à cœur de combattre l'influence de la dernière ; mais les expériences de la physiologie moderne, non-seulement l'ont mise hors de doute, mais ont démontré qu'elle est réellement la plus active. En effet, on sait combien l'absorption cutanée est limitée, lorsque l'épiderme est intègre ; et les expériences de Fontana sur le venin de la vipère ont démontré jusqu'à quel point l'absorption intestinale est conditionnelle. La promptitude de l'absorption pulmonaire a été mise en évidence par Nysten, Milne-Edowards, Magendie, Fodéré.

La présence matérielle du *miasme* dans l'atmosphère pourrait bien aussi être admise (comme conjecture) d'après les expériences *de Julia Fontanelle, Rohoux, Monfalcon, Thénard et Du-*

puytren, de Mascati à Florence, dans les rizières, expériences auxquelles se rattachent celles que l'auteur a entreprises avec M. Hermann, dans l'hôpital des Cholériques qui lui étaient confiés.» Par la condensation des vapeurs dans les salles des malades, ils ont obtenu une *substance particulière mucilagineuse, blanche, putrescibl* au moyen de laquelle néanmoins ils n'ont pas réussi à développer le Choléra sur des chiens, tandis que les volailles l'ont contracté en plein air, en Istrie, à Logaurog, suivant Bunivas: *Trattato delle varie specie di Cholera-Morbus*; et à Varsovie, autopsie de MM. Brière de Boismont et Legallois.

Cette substance, *le miasme mucilagineux* (putrescible) du Choléra *ne favorise la putrescence, ni dans le corps vivant, ni dans le corps mort*. Seulement, il coagule le sang à la manière des acides minéraux, toutefois, en y développant l'acide acétique !! Cependant M. Janichen dit, plusieurs lignes plus haut : « La décomposition du sang est occasionnée par l'introduction du miasme au moyen *de l'absorption pulmonaire, dans le torrent de la circulation.* Ce miasme lui-même ne paraît cependant avoir rien de commun avec celui de la *fièvre jaune*, si ce n'est son mode de transmission dans l'organisation ; car celui de la fièvre jaune, émané *la plupart du temps* de foyers d'infection parmi lesquels je n'entends comprendre que les localités où il y a des substances animales et végétales en putréfaction, provoque ordinairement dans l'organisme qui en est affecté une tendance à la *putréfaction et nommément a la fermentation putride de la masse du sang elle-même.* » L'auteur n'a sûrement pas vu la fièvre jaune, mais il en a entendu parler.

Le miasme du Choléra, au contraire, ne favorise la putrescence ni dans le corps vivant, etc.... Là, M. Janichen propose son analogie progressive, entre le Choléra, la fièvre jaune et la peste. La décomposition du sang, dans le premier, est démontrée par des expériences directes.

Dans l'état actuel de la science, l'auteur croit difficile, peut-être même impossible d'expliquer la tendance particulière du *sang décomposé dans la fièvre jaune*, à transuder par les surfaces intestinales, et dans le Choléra qu'on a observé en Russie, ces parties liquides seulement se font jour souvent en quantité considérable par ces mêmes surfaces, etc.

La raison en est fort simple : dans le

Choléra, le sang a perdu toute sa calorisation et même sa caloricité; dans la fièvre jaune, au contraire, il en a acquis jusqu'à combustion, d'où j'ai proposé cette comparaison, vulgaire à la vérité, mais faisant tableau, que le Choléra est à la fièvre jaune ce que de la chair rôtie est à la chair bouillie. Dans l'une on est brûlé, dans l'autre on est débrûlé.

La présence du miasme, soit dans l'atmosphère, soit dans des foyers d'émanations, *étant admise*, il n'est point difficile d'expliquer d'une manière physiologique la marche des symptômes. Transporté par l'absorption pulmonaire dans le torrent de la circulation, *le miasme y circulera plus ou moins de temps*. Dans des individus qui ne sont point disposés à laisser la maladie se développer, il finira par être rejeté par les excrétions. Deviendrait-il alors la pilule perpétuelle ? !!

Quelle physiologie pour critiquer les autres ! Il est vrai que M. Janichen ne paraît pas avoir eu connaissance du traité de paix conclu à Tripoli de Syrie par M. le docteur Pariset et Cie, entre la cantagion et l'infection. Il aurait su que *miasme* est synonime de gaz hydrogène percarbonné (gaz de l'éclairage), qui a tant obscurci la question *.Que ce gaz hydrogène percarbonné donne la peste en Turquie, la fièvre jaune en Espagne, et le Choléra *mucilagineux* en Russie. Tandis que dans un dinde aux truffes il réjouit l'animalisation et rend le cœur gai. Il paraîtrait néanmoins que M. Janichen ne s'est intéressé à *l'infection*, que pour

(1) Voyez le journal de physiologie expérimentale de Magendie, octobre 1828. Voyez aussi ma réplique à la commission de Tripoli de Syrie, présentée à l'Académie des Sciences, 1830;

faire un doigt de cour à la physiologie de nos infectionnistes, auxquels il défère, quand après avoir fait diverses tentatives infructueuses pour donner artificiellement le Choléra à des chiens, sans pouvoir porter le sang à la *coagulation*, condition *siné quá non*, pour obtenir le Choléra, il dit : « N'étant point à même de me procurer beaucoup d'ouvrages physiologiques nouveaux, j'ignore absolument si de semblables expériences ont été tentées par les physiologistes modernes. La simple injection dans les veines, telle que Magendie, Gaspard et d'autres l'essayèrent dans l'hydrophobie, *ne peut cependant être ici que d'un degré d'utilité très-incertain*, puisque, d'après les expériences de M. Poiseuille, le mélange de l'eau avec le sang *n'empêche pas sa coagulation dans le Choléra.* Ce n'est pas, en effet, avec de l'eau et du vinaigre injectés dans les veines des cholériques, qu'on pourrait rétablir la caloricité du sang, si, une fois perdue, elle pouvait jamais se recouvrer.

Il est absolument nécessaire que la fibrine, qui par sa prépondérance cause la coagulation, soit dissoute, et *c'est l'acide acétique qui en offre le moyen le plus naturel.*

« Il serait peut-être à désirer que cette hypothèse méritât l'attention des Magendie, des Dieffenbach; etc., il serait aisé à ces illustres physiologistes d'assigner par des expériences son degré de validité. »

Je crois moi, qu'avec leur prudence ordinaire et surtout leurs profondes lumières, ils se garderont d'autant mieux de les tenter que plus d'une mort couronnerait leur entreprise. Cela est si vrai que M. Janichen croit inutile de rappeler « que de semblables expériences doiven être faites avec le plus grand soin afin d'empêcher, dans le système veineux et le cœur, l'introduction de l'air qui entraîne la mort d'après des expériences bien constatées. »

La quantité d'acide *acétique anhidre* contenue dans le sang (des Russes) serait d'après le calcul de M. Hermann, d'environ 90 grains, et il évalue, en terme général à 30 grains, la quantité rejetée par les vomissemens et les selles. » Plus haut M. Hermann n'a trouvé que des *traces* d'acide libre dans le sang du cholérique qu'on venait de saigner. Or, entre 60 restant dans le sang et de simples *traces* il y a loin. S'il en était ainsi, la maladie ne serait pas si meurtrière, une fois posé que la fluidité du sang dans le Choléra dépendît de son acide acétique, véritable dissolvant de la fibrine, comme le prétendent ces deux auteurs.

M. Janichen, pour écarter l'idée *électro-magnétique du miasme* adoptée par M. de Loder, rapporte « que divers poisons injectés ont l'effet et la promptitude de la foudre. » Mais une bule d'air qui n'est ni foudre, ni poison, a le même résultat, M. Janichen vient de le dire.

M. Hermann, continue le critique, a démontré : 1° le fait nouveau (ah ! bien nouveau) en physiologie de la présence d'une quantité notable d'acide acétique libre dans le sang, qu'il y considère comme le dissolvant de la fibrine. »

2° Il a démontré la grande pénurie du serum et d'une partie proportionnée d'acide acétique dans le sang des malades affectés du Choléra (90 grains à 30) ; d'où s'ensuit la prépondérance des parties plastiques du sang ainsi que de sa tendance immanquable à la coagulation.

3° Il a démontré la présence de toutes

les parties nécessaires à l'intégrité du sang, c'est-à-dire, la présence du serum et de l'acide acétique dans les matières rejetées par les vomissemens et les selles.

4° Enfin, il a démontré l'absence de *l'urée* dans le sang des cholériques, que Prévost et Dumas ont trouvé dans le sang normal.

De ce que MM. Prévost et Dumas auraient par hazard rencontré de l'urée dans le sang normal, faudrait-il en conclure que ce produit, tout-à-fait excrétoire, se trouvât, ou fît partie constituante du sang ? Il faut être bien peu au courant de la formation de *l'urée*, pour supposer dans la circulation un travail chimique qui lui serait si funeste. Mes expériences sur la conversion de la sueur et autres humeurs de la muqueuse en véritable urine prouvent précisément le contraire ; que si l'urée s'est rencontré dans le sang, il n'a pu s'y rendre que par voie d'absorption intestinale, pendant certaines indigestions où il s'en fabrique considérablement du rouge, du jaune et du rosé, de la vessie et du système cutané. Sécrétion et exécrétion ne sont pas synonimes malgré *les six petits abcès gros comme des pois* trouvés dans la substance des reins par le docteur Rochoux, et que l'Académie des sciences a payé mille francs sur les fonds de Monthion, vu leur extrême rareté.

D'abord la cessation de composition d'urine par *six petits abcès gros comme des pois* ne rendrait pas raison de la cessation totale des urines dans le Choléra comme dans la fièvre jaune, chez plus de trente mille malades dans les reins desquels ces six petits abcès ne se seraient pas offerts. 2° Il aurait fallu au moins les trouver dans l'un et l'autre rein ; la lésion de l'un de ces deux organes n'interrompt pas le passage des urines par celui qui est dans un état physiologique ; et s'il en était autrement, comme la pratique l'atteste, l'urine, ou le liquide qui la compose, s'épancherait dans les cavités, se ferait jour par d'abondantes sueurs ou dans le tissu cellulaire. Mais la mort tranche promptement les difficultés.

3° Le docteur anglais O'halloran, de qui le docteur Rochoux dit tenir l'observation, à fait, à Barcelone, ses autopsies avec moi sans m'en avoir parlé. Il s'en est beaucoup entretenu partout, même en ma présence, jamais il n'a rien objecté qui pût établir ses doutes à cet égard. Il a d'ailleurs eu pleine connaissance que mes expériences avaient été exécutées en présence de six membres de l'académie royale de médecine de Madrid, et qu'elles font partie du rapport de cette société sur mes bains de vapeur; elles ont été publiées dans la chronique scientifique et littéraire d'Espagne, sans qu'aucun des partisans de la contagion ou de l'infection, ait proposé la plus légère observation. Ces six petits abcès gros comme des pois seraient-ils de l'invention de l'ingénieux Rochoux comme *son typhus amaril?*

Au reste, le récit de mes expériences à ce sujet, est entre les mains de M. le docteur Magendie depuis plusieurs années. L'académie peut le consulter. Il serait trop long de le transcrire ici. J'aurai occasion d'y revenir lorsque je présenterai à cette savante société quelques observatious praiiques sur l'alternat des dartres et de la gravelle dans les mêmes sujets, par la différence des climats que le docteur Magendie n'a pas compris dans ses recherches physiologiques et médicales sur les causes et le traitement de la gravelle.

Au surplus, les autopsies des docteurs russes, Janichen, Markus et autres, attestent l'état normal des reins dans les cadavres des victimes du Choléra. Tous les bons praticiens, ceux qui ont eu occasion d'observer les variantes de l'urée dans l'urine des dartreux, des goutteux, des hydropiques, de certaines indigestions, dyspepsies, des humeurs de la muqueuse en un mot, s'accordent avec moi à dire que les urines suppléent la transpiration; *et vice versâ*; que l'urine primitive ne contient pas, ou presque pas d'urée, et que cette matière est un produit chimique absolument indépendant de la vitalité, ou d'aucun travail sécrétoire. Les seuls opposans sont les marchands de *dépuratifs du sang*, ceux qui voudraient faire revivre la médecine humorale ; leur suffrage m'importe fort peu, ils sont d'ailleurs les ennemis les plus acharnés des sciences exactes. Comme les chloruristes, ils ne voient que déception et lucre en résultat.

Arrivons maintenant à la thérapeutique de nos auteurs. Car des préservatifs, ils n'en ont pas. Leur doctrine, mal conçue par eux-mêmes, ne permet pas d'en espérer. Mais ils ont judicieusement repoussé l'ignoble commerce des chlorures dont ils n'ont pu être long-temps les dupes. Dans leurs erreurs, ils sont de bonne foi et leur probité se fait apercevoir même à travers les ténèbres dont ils se sont environnés.

M. Janichen reproche, par exemple, à M. de Loder, d'avoir, avec l'abbé de Lille (poème de la pitié), dit que les malades avaient *été victimes du secours plus que de la maladie*, et ce à l'occasion des saignées, du calomel et de divers excitans employés par M. Janichen, *que les Français appellent traitement incendiaire*, quand l'auteur prétend les avoir souvent rencontrés héroïques. Cependant M. Markus, sécrétaire du conseil de santé temporaire de Moscou, qui a fait ses autopsies en commun avec M. Janichen, nous fait savoir *que la méthode de traitement la plus simple, celle qui s'est bornée aux bains, aux frictions, a eu plus d'avantages.*

Chose bien remarquable, c'est qu'à travers les discussions animées des médecins russes, moscovites, chacun d'eux présentant sa physiologie pathologique particulière, pour expliquer tous et chacun des phénomènes ou symptômes du Choléra qu'ils ont noté avec tant de soin et d'exactitude, en dernière analyse, ils s'accordent à reconnaître la perte considérable ou complète de la chaleur animale et latente ; mais ils ne disent, ni ne paraissent même se douter que cette perte dépend de la décaloricité primitive du fluide vital d'où est résulté la séparation soudaine des parties constituantes du sang, qui alors ne circule plus ou que très-difficilement dans quelques gros vaisseaux, sans pouvoir parvenir dans le système capillaire de la peau, véritable conducteur du calorique à la périphérie ; et lorsqu'ils avancent que parmi les causes occasionnelles on doit compter le *froid des pieds, des extrémités inférieures*, je croirais pouvoir soutenir que ce réfroidissement est le premier signal de la maladie. Quoi qu'il en soit, ils se rallient aux bains de vapeur desquels M. de Loder dit avoir obtenu beaucoup de guérisons, ce qui n'aurait pas eu lieu si, comme ce savant praticien le pense, la maladie était une affection nerveuse, rapportant tous les phénomènes morbides à des sympathies, voire même à l'absence des urines.

Les bains de vapeur ne conviennent pas dans la plupart des névroses directes, hors le cas où l'on veut exciter une perturbation. Voilà ce qui a induit M. le docteur Alibert en erreur, par rapport au reproche de débilité qu'il leur adresse. Le cas qui faisait la matière de sa critique intéressée, était une vraie névrose. Lui avoir appliqué un si grand nombre de ces bains, ne peut trouver d'excuse que dans les vues spéculatives du sieur Péligot, ex-administrateur des hospices de Paris, qui les avait rendus commerciaux.

M. le docteur Portal aurait mieux fait de tenter avec eux l'enlèvement de son aphonie chronique, comme cela m'est arrivé fréquemment à Madrid, avec cinq, aulieu de plusieurs centaines de ces bains, et non pas les bannir de nos hôpitaux, parce que je les proposais.

Je vais néanmoins tâcher d'appaiser la colère de M. Janichen, contre son adversaire, par celles des expériences un peu plus solides, que mon appareil physiologiqne à bain de vapeur a si souvent couronné de brillans succès. Dès lors, j'accomplirai peut-être enfin le vœu de Ribeiro-Sanchez, non encore exaucé en Russie, pas plus qu'à Paris, qu'un médecin physicien voulût bien les observer pour expliquer leurs effets miraculeux, à côté de leurs anomalies dans des indications tout-à-fait semblables en apparence.

En revanche des reproches de M. de Loder aux saignées multipliées pratiquées par M. Janicben, celui-ci lui objecte des *transpirations profuses*, qui, dans l'état de délabrement où se trouvent les cholériques, pouvaient accélérer, occasionner même la mort. Laissons encore parler l'auteur avant de le réfuter.

« Le corps, par exemple estcomplètement réfroidi. C'est à l'unanimité, que tous les médecins de Moscou, et je crois de la Russie, ont reconnu l'urgence des moyens capables de réchauffer le malade, moyens qui doivent être continués assez long-temps pour rétablir la circulation dans le système capillaire de la peau, jusqu'à ce qu'enfin la surface acquiert d'une manière constante sa température normale. C'est de cette conviction que me paraît être provenu l'exagération de l'idée, qu'une transpiration abondante est nécessaire pour guérir le Choléra. Je suis de l'opinion, qu'il faut réchauffer le malade long-temps et d'une manière constante ; mais la transpiration ma paraît être superflue ; si elle est profuse, elle peut devenir même nuisible par les raisons ci-dessus détaillées.

C'est avec un avantage presque égal, qu'on a employé la chaleur sèche et humide, des sacs remplis de sable chaud ou de son, des fumigations sèches sur toute la surface du corps, des bains de vapeur d'eau ou de vinaigre, des bains d'eau, ou bien l'apposition sur le corps du foin trempé dans l'eau bouillante. Cependant il ne me paraît pas bien difficile de particulariser dans quel cas on doit employer des bains d'eau, dans quel autre on doit employer des bains de vapeur. L'expérience m'a fourni les données suivantes : si la maladie a duré longtemps, si le malade est dans un état désespéré et complètement froid, si le collapsus est effrayant, si le pouls ne peut point être aperçu, et si la circulation dans le système capillaire a entièrement disparue, c'est alors que les bains de vapeur excitans, principalement ceux de vinainaigre, sont d'une grande utilité. C'est le docteur Brosse qui le premier les a mis en usage. Ils raniment promptement la surface cutanée, rappellent souvent la circulation, et leur haute température prédispose à une forte excitation, (avis très-important au docteur Portal qui les trouve relachans). C'est par cela qu'il devient urgent de les réitérer souvent, sans cependant y exposer le malade pour long-temps, car la transpiration, que même alors on peut encore provoquer, non-seulement ne peut soulager le malade, mais ferait empirer son état. Si la surface de la peau redevient sensible, si peu-à-peu l'absorption redevient possible, c'est alors que des bains d'eau, dont la température ne dépasse pas trente degrés, etc., me paraissent nécessaires. Car il s'agit, avant tout, *d'introduire autant d'eau que possible dans la masse du sang, et c'est ici qu'on peut ajouter du vinaigre dans l'eau......* Le désavantage qui devrait résulter souvent des transpirations profuses est balancé par l'avantage qu'offre le réchauffement de la surface cutanée et la réaparition de la circulation dans le système capillaire. (Ce ne sont pas, certes, des saignées profuses qui peuvent produire ce réchauffement.)

Si donc, il est absolument nécessaire et indispensable dans tous *les cas du Choléra*, de réchauffer la surface cutanée pour maintenir la circulation du système capillaire, de la périphérie, afin d'éviter la disposition du *turgor vitalis*; afin d'éviter le collapsus effrayant qui caractérise le progrès du Choléra, la provocation d'une transpiration abondante que paraît ici recommander, l'auteur (M. de Loder), est souvent nuisible et quelquefois elle est le moyen le plus sûr d'accélérer la mort.

Cette divergence, en général et plus particulièrement sur l'indication de ces bains et leur application tantôt heureuse, tantôt funeste, dépend absolument du défaut d'habitude de les donner et des appareils très-imparfaits dont on se sert communément. Je vais donc poser quelques règles, que vingt-cinq ans de pratique et plus de quatre mille bains de vapeur que j'ai donnés aux Etats-Unis, en Espagne et à Paris, m'ont suggérées.

1° Il est plus qu'inexact d'avancer, que des sueurs considérables produites par les bains de vapeur, aient jamais affaibli personne. Au contraire, tous ceux qui sont dans ce cas sortent toujours du bain plus forts, plus agiles, dispos, et du'n grand appétit.

2° Il n'est pas au pouvoir des bains de vapeur, ni de celui qui les ordonne, de faire suer tout le monde également. Ce pouvoir est subordonné à la contexture particulière de la peau, selon qu'elle est plus molle, irritable ou mixte. Certaines névroses s'y font remarquer par des effets électriques qui redressent les poils en électromètres, dont la durée passe quelquefois les vingt-quatre heures.

3° Les dartreux polysarces, ou ceux qui s'en rapprochent, certains scrofuleux, sont en général les seuls qui, dans le bain de vapeur, fournissent de larges sueurs traversant matelas, paillasses, et inondant le sol, toujours avec un grand avantage et augmentation de forces. Ce sont précisément ces individus de qui les sueurs se convertissent presque instantanément en véritable urine, dans l'été surtout ou pendant les orages.

4° Pour obtenir des sueurs, il est deux conditions essentielles. La première est celle d'avoir la musqueuse cutanée en bon état, ou dans un état pathologique sans lésion essentielle de son tissu; la seconde, c'est d'avoir des exhalans en état d'agir, et par conséquent sans lésions organiques insurmontables.

Or, les cholériques dont l'état déplorable nous est offert par MM. les médecins de Moscou, sont précisément hors de toutes les conditions nécessaires à une transpiration vraie; en pareil cas, comme dans la fièvre jaune, le corps du malade absorbe sans se réchauffer, tout le calorique de la vapeur, il se couvre de la petite pluie fine qui tombe en quantité d'autant plus grande, qu'il y a plus de calorique mécaniquement absorbé. Cette pluie reste en permanence sur la surface du corps; elle en impose pou de la sueur. Son défaut d'absorption annonce l'inertie de la peau qui reste froide malgré la soustraction du calorique enlevé à la vapeur ; cet état pronostique une mort prochaine.

Voilà, sans nul doute, la cause de la méprise de M. Janichen, qui aura confondu l'eau condensée du bain avec la sueur *profuse*, à laquelle il aurait attribué la mort des sujets qui se sont rencontrés dans de pareilles circonstances. M. Janichen aurait dû d'autant mieux s'en défier que le papier *rouge et bleu de tournesol qu'il a appliqué pendant la transpiration, sur la peau des malades, sans subir aucun changement*, devait être pour lui un sûr garant qu'il prenait de l'eau pour de la sueur.

M. Janichen insiste avec raison sur la nécessité du réchauffement de la surface cutanée, *dans tous les cas de Choléra*, pour maintenir la circulation du système capillaire de la périphérie, contradictoirement avec M. Desportes, rapporteur à l'Académie Royale de médecine, de mes nouvelles vues sur la fièvre jaune, lequel prétend que ce réfroidissement est *transitoire* !

Mais, à cet égard, le bain de vapeur avec un appareil mieux conçu, est ce qui remplit le mieux l'objet désiré. Le malade, couché dans son lit, peut supporter le bain de vapeur aussi long-temps qu'on le voudra, sans qu'il en soit autrement incommodé que par les angoisses d'une situation désespérée, si le bain est impuissant par rapport aux lésions existantes, ce qu'il est facile de reconnaître dans une demi-heure, pour qui a la pratique de ces bains.

Que si la peau se réchauffe et que le pouls s'élève, c'est alors que le dégât est pas aussi considérable qu'on l'avait 'abord présumé ; c'est alors qu'on peut croire que le sang n'était pas suffisamment décalorisé, pour ne pas pouvoir reprendre ses fonctions suspendues ; mais il faut aussi rétablir l'équilibre de température du corps, ce qui peut coûter plus de quatre mille degrés de chaleur, *incubativement* introduite ; c'est encore le bain de vapeur qu'on doit préférer, parce qu'il fournit du calorique, à mesure qu'il est dépensé ; tandis que les topiques chauds le perdent et qu'il faut les renouveller sans cesse. En aucun cas on ne doit appréhender des sueurs profuses, parce qu'elles sont impossibles en pareil cas, et que dès qu'il en arrive, le soulagement est si grand, que la convalescence se présente à l'instant, parce qu'elles ne peuvent avoir lieu sans un rétablissement préalable des organes lésés, et la reprise des fonctions vitales.

CONCLUSIONS.

Des faits rapportés dans les mémoires de MM. les médecins de Russie, adressés à l'académie royale des Sciences, par l'ambassadeur de S. M. l'empereur Nicolas, et de tout ce qui a été publié jusqu'à ce jour dans les journaux, pour et contre. Il demeure constant :

1° Que les systèmes de *contagion et d'infection*, ensemble les physiologies qui les ont fait naître, ont complètement échoué; que la supposition d'un *miasme* ou de *miasmes spécifiques*, l'un pour le Choléra, les autres pour la peste et la fièvre jaune, est dénuée de fondement, même de vraisemblance en physique ex périmentale, comme en mathématique puisque cette supposition ne peut êtr soumise au calcul pas plus qu'à l'expé ience; et qu'un être métaphysique ne saurait devenir un poison matériel qui pourrait choisir ses victimes.

2° Que MM. de Loder et Marin-Darbel, sauf ces expressions, « miasme-électro-magnétique, » inadmissibles en science exacte, se sont le plus approchés du véritable point de la question, en ce que le fond de leur idée est juste et expérimental.

3° Qu'il reste invariablement démontré, et qu'on doit admettre le principe d'une constitution atmosphérique, vicieuse et locale, se déplaçant électriquement çà et là, comme cause matérielle des épidémies dont il s'agit; qu'ainsi, les cordons sanitaires, les quarantaines et les lazarets sont de fâcheuses absurdités.

4° Que la présence de l'acide *acétique libre* comme partie intégrante du sang des Russes, n'est pas prouvée par un nombre suffisant d'expériences pour être admise en principe.

5° Que néanmoins cet acide libre dans la matière des vomissemens et des selles, se conçoit d'autant plus volontiers, que les humeurs vomies de la fièvre jaune signalent la présence d'un acide et que l'exemple, en Virginie, d'un vomissement *bleu de prusse bien avivé*, fait raisonnablement soupçonner le développement de l'acide hydro-cyanique, qui ne peut s'expliquer que par un violent travail chimique, une combustion occulte en un mot.

6° Que si cet acide acétique libre dans le sang des Russes venait à être démontré d'une manière irrévocable, il entraînerait cette conséquence, qu'à cette constitution particulière on doit rapporter le caractère propre à ce peuple; et à son animalisation incomplète, une plus grande facilité pour perdre son calorique constituant et par conséquent pour contracter le Choléra le moins accessible aux secours ; quand au contraire le Choléra du Bengale, le même en apparence, et la dyssenterie de la côte d'Afrique, se laissent plus aisément dompter, parce que la perte du calorique n'est pas absolue, et que le climat restitue ou conserve ce qui n'a pas été dissipé par une explosion brusque, etc. (Voyez mes nouvelles vues).

7° Cet acide acétique libre dans le sang des Russes rendrait encore raison des attaques du Choléra, par préférence contre la basse classe, lorsque la fièvre jaune cherche ses victimes parmi les personnes riches de santé, aisées et bien nourries. Enfin, la composition acide du sang des Russes expliquerait les goûts dépravés, celui des liqueurs fortes, que demandent ces constitutions de pommes-de-terre, décalorisées, qui excitent à l'ivrognerie par le besoin de stimulans.

Puisque sa majesté l'Empereur de toutes les Russies veut bien nous consulter, qu'il nous soit permis de lui donner un conseil, d'ajouter à une civilisation européenne les moyens d'hygiène capables de perfectionner l'animalisation de ses peuples, déduits des principes plus haut établis. Mais par provision et en attendant cette amélieration, ouvrage du temps, il convient d'abord d'abroger les lois sanitaires existantes, parce qu'elles jettent l'épouvante, augmentent la faiblesse constitutionnelle des habitans, et qu'elles rappellent les temps d'ignorance et de barbarie qui les firent éclore ; car des baïonnettes ne sauraient arrêter le cours des *miasmes*, fussent-ils en *petites mouches vertes, en animalcules*, ou en *particules morbifiques qui se dégagent des maladies contagieuses*. (Dictionnaire de l'Académie.)

2° Aussitôt la preuve acquise d'une constitution atmosphérique vicieuse qui se signalerait par des phénomènes physiques ou par l'invasion apparente de la maladie sur un ou plusieurs individus, il faudrait disperser la population soumise à l'action de cette atmosphère ; changer, décomposer celle-ci par des feux un peu considérables, placés à des distances suffisantes pour opérer une dispersion des nuages inversement électrisés, effet qu'on obtiendrait encore plus promptement par l'auxiliaire de nombreuses canonades. (Voyez mes nouvelles vues et mon avis au peuple sur les cordons sanitaires.)

A ces moyens sanctionnés par l'expérience, au moins pour la fièvre jaune, on ajouterait l'usage des chemises ou capotes de toile ou taffetas gommés de gomme élastique qui ont si bien réussi entre les mains de Darwin, afin d'isoler les habitans de toute influence électrique toujours funeste dans toutes les épidémies, de conserver le calorique intérieur contre la tendance de l'atmosphère déréglée à l'enlever du corps humain, en Russie surtout, enfin pour s'isoler du *miasme* si l'on persistait à en maintenir le préjugé. Ces chemises, au Bengale ou autres climats chauds, modèrent la transpiration trop abondante et préviennent l'épuisement.

Enfin les habitans, à une nourriture substantielle et animalisante (azotante), joindraient le plus fréquent usage des bains de vapeur permanens d'après mon appareil.

FIN.

Lettres à l'Académie des Sciences et à M. d'Argout, Ministre du Commerce.

Je n'avais pas d'abord songé à publier ces trois lettres, deux desquelles l'ayant été dans quatre départemens limitrophes de celui du Puy-de-Dôme; mais la loi sanitaire, arrachée à la Chambre des Députés, en ont rendu la réimpression nécessaire, parce qu'elles prouvent la partialité de M. d'Argout et de l'Académie des Sciences.

PREMIÈRE LETTRE.

Je l'ai dit bien des fois, depuis qu'on s'occupe d'épidémies *pestilentielles* : les guerres et les querelles des potentats, comme les tremblemens de terre, décomposent le globe et détruisent le genre humain. Pendant ce temps, des savans vrais ou faux, de mauvaise foi ou sincères, amusent les rois et les peuples de leurs propos secourables, *contagion*, *infection*, et toujours le dividende est pour les cimetières.

Le tour des malheureux Polonais, pour être ravagés par de décuples fléaux, est enfin arrivé. Garderez-vous plus longtemps encore un silence monotone et pour ainsi dire complice de si grands désastres ? Non, messieurs; vous réfléchirez d'abord sur cette partie du procès-verbal de MM. Brière, de Boismont et Legallois, qui dit : «Nous apprîmes que l'année précédente *il était mort une grande quantité d'animaux*; seulement on disait qu'ils n'avaient pas *offert les symptômes du Choléra.* » Epouvantable niaiserie digne de l'Académie de médecine et des docteurs Pariset et Desportes ! A Logaurog, suivant Buniva, et en Istrie, la mortalité des volailles a régné et précédé l'invasion du *Choléra*. A Cayenne, un seul coup de vent, dans certaines circonstances, foudroie ces volatiles en moins de deux minutes. En faut-il davantage pour détruire les préjugés enracinés de *contagion* et d'*infection* sortis de nos académies? mais alors transportez-vous sur les lieux, et n'envoyez pas des médecins ministériels ayant ordre de poser les jalons de la contagion, ou bien des novices sans être accompagnés de quelques expérimentés qui puissent les mettre au courant, et faire valoir leurs talens au profit de l'humanité, et non pour celui des amours-propres de leurs maîtres en *physiologie moderne*.

Voulez-vous cesser de disposer de la vie des humains? ne jugez plus à huis-clos, et sans entendre personne, les faits qui vous ont été transmis depuis 1827, et qui ne diffèrent pas de ceux-ci. Ayez la générosité d'expliquer et de faire comprendre, dans le *Cholera* des Polonais, la profonde altération de la muqueuse, depuis les fosses nasales jusqu'à l'anus, décrite dans le procès-verbal cité ; les injections *linéaires* sanguines, d'autres *partielles*, ce mucus mêlé à une *exhalation* sanguine ; ce sang *partout liquide* et abondant dans les *cavités splanchniques*, quand, dans la fièvre jaune, ce sont les muscles dorsaux qui en sont surchargés, et qu'il y a peu d'années (1822), et peut-être même encore aujourd'hui, les physiologistes modernes nous donnaient pour des signes d'*irritation*, d'*inflammation*, etc., et *iterùm saignare ad mortis deliquium*.

Tous ces dégâts sont-ils occasionnés par la *respiration long-temps continuée du gaz hydrogène per-carbonné* (gaz de l'éclairage qui a tant obscurci la question, où bien par l'*absorption pulmonaire du miasme mucilagineux, putrescible,* de ceux des docteurs, ou chimistes russes qui ont trouvé l'*acide acétique libre* dans les déjections ou vomissemens de leurs cholériques, et le même acide *anhidre*, dans les proportions de 90 grains, comme partie constituante de leur sang normal ?

Est-ce par de semblables physiologies qu'on peut attendre rien de bon contre de telles calamités ? Non, sans doute, les succès obtenus, par les Russes, des bains de vapeur, sans contradiction d'aucun d'eux, quoique divisés sur d'autres points, le besoin imminent de réchauffer les malades, le manque absolu de circulation capillaire, et le reflux du sang vers les cavités splanchniques dans le *Cholera*, et aux muscles du dos dans la fièvre jaune, ne sont-ils pas des preuves péremptoires de décalorisation soudaine et complète de la peau, et parties sous-jacentes, entraînant la suspension ou la destruction de la circulation capillaire à la périphérie, et le froid mortel qui en résulte, plutôt que la supposition gratuite d'un *miasme mucilagineux*, ou de l'*hydrogène per-carbonné*, introduits dans la circulation par voie d'absorption pulmonaire? J'ai dit ailleurs que le *Choléra* des Indes était plus maniable, parce que la caloricité du sang était rarement détruite complètement; le climat s'y opposant : il n'y a, comme dans la dyssenterie de la côte d'Afrique, qu'une violente fusion des humeurs de la muqueuse, peut-être même de la séreuse avec irritation des tissus, qui alors ne sont pas frappés de sidération ou de mort. Dans la fièvre jaune, tout est brûlé. (*Voyez mes nouvelles vues.*)

Toutes les académies, indistinctement, ne doivent-elles pas se réunir, s'environner d'hommes instruits dans la matière, et finir par un manifeste formel aux rois et aux peuples, tendant à faire cesser les causes de ces épidémies, en tout ce qui est au pouvoir humain, ou au moins pour enseigner aux nations les moyens, pour moi, si faciles de s'en préserver.

C'est le vœu que dans cette séance du 16 mai je fais solennellement, avec promesse d'y contribuer de tous mes efforts.

LEYMERIE.

DEUXIÈME LETTRE.

Messieurs,

Les sollicitudes publiques, les cris de détresse des journaux sur l'extension du Choléra-Morbus n'auront échappé à aucun de vous. Les savans russes vous ont pris pour juges de leurs travaux, de leurs expériences; vous leur avez répondu par un : « *Renvoyé à la Commission du Choléra.* » En attendant les peuples du nord sont balayés par une *peste glaciale* qu'on croit devoir s'approcher incessamment de nos frontières.

Serait-ce pour venir nous demander un traité d'union avec la future comète ? Ce juste-milieu, au surplus, ne serait pas tant à dédaigner ; il serait préférable à tout autre, puisqu'il défendrait la vie de tous si violemment menacée.

Si on en croit les extravagances des uns, les divagations des autres, enfin les prétentions des contagionistes, il ne s'agirait rien moins que de nous livrer, encore pieds et poings liés, aux dangers des cordons sanitaires, pour charger à la baïonnette leurs miasmes voyageurs, qui bientôt, suivant eux, doivent nous engloutir. Mais par la route qu'ils prennent, par les atmosphères qu'ils traversent, pourquoi n'éleverait-on pas, de distance en distance, d'un pôle à l'autre, des aérostats garnis de troupes sanitaires, à l'effet de combattre corps à corps ces êtres métaphysiques qui osent attenter à notre existence, et qui jettent partout la terreur et l'épouvante ? Il nous manquait, il est vrai, leur *itinéraire*, une géographie spéciale ; nous les trouvons dans la *Revue de Paris*. Il faut en profiter, et charger son auteur de placer les aérostats juste au passage des miasmes cholériques, de faire prisonniers tous ceux qu'on pourra saisir, et de les conduire, sous bonne escorte, jusque sur le bureau de l'académie, pour être enfin expérimentalement statué sur leur existence et leur caractère spécifique. Jusqu'à ce que cette vérification soit faite, je persisterai à comparer le système de contagion à une supercherie diplomatique.

Telle est pourtant, messieurs, l'état de perplexité où nous a réduit la partialité de M. le président avec ses « renvoyés à la commission du Choléra, » et ses retards à permettre la lecture des mémoires sur la matière. Patience ! Un nom magique se présente, et vient, par le *Constitutionnel*, au-devant des difficultés ; c'est M. le docteur impérial Autommarchi. Déjà il a destitué le *Choléra-Morbus*, et l'a de suite remplacé par une *asphixie du cœur*, sauf cette légère lacune, que l'autopsie des pendus ou étranglés présente les faits cadavériques, des asphyxiés, sans être pour cela réputés cholériques ; que les pendus et les asphixiés par la mouffette ne meurent pas de froid comme les cholériques. On peut donc raisonnablement douter du succès de la thérapeutique de M. Autommarchi, avec une telle physiologie.

Ce ne sont pas d'ailleurs les moxas, les synapismes, moins encore les sangsues, qui peuvent restituer la chaleur latente, animale, ou mieux d'incubation, enlevée au sang des cholériques, par une action chimique, bien différente de celle qu'on pourrait supposer d'un miasme, quelle qu'en soit la nature.

En attendant plus ample informé, je proposerai de substituer à la dénomination de *Choléra-Morbus*, celle de *peste glaciale* (combustion négative, par soustraction du calorique), en opposition à la peste d'Egypte et à la fièvre jaune, que je nommerai *pestes brûlantes* (combustion positive); enfin peste mixte à l'égard de ceux qui n'en sont pas mortellement atteints, et chez lesquels le sang n'est pas complètement décalorisé ou brûlé. Cette manière de voir me paraît plus propre à suggérer aux peuples

les moyens les plus sûrs de se préserver de ces fléaux et la seule thérapeutique qui convienne en pareille circonstance.

C'est pour arriver à la démonstration de ce que j'avance que, devant partir demain pour les eaux du Mont-d'Or, je demande aujourd'hui la parole pour lire mon mémoire à ce sujet, depuis si longtemps inscrit.

J'ai l'honneur, etc.

LEYMERIE.

Au Ministre du Commerce.

19 mai 1831.

Monsieur le Ministre,

Conformément à votre décision sur le Choléra de Russie et de la Pologne, je me mets à votre disposition pour faire partie de l'une des commissions médicales que vous vous proposez d'envoyer sur les lieux. — Je n'ai pas cru devoir m'adresser à l'Académie de médecine elle-même, si ce n'est par votre intermédiaire, en raison des griefs que j'ai contre cette société qui a falsifié, parodié ou dénaturé l'ouvrage sur la fièvre jaune qui lui avait été adressé du ministère dont vous êtes maintenant investi. Si vous vous donnez la peine de vous faire rendre compte de son rapport, qui est dans vos bureaux, vous verrez que tout en ayant l'air de rejeter ma manière de voir, cependant elle adopte mes mesures sanitaires qu'elle considère comme les meilleures de toutes celles qui ont été proposées jusqu'alors.— Aujourd'hui, il se présente une circonstance fort extraordinaire qui doit fixer toute votre attention. C'est celle que nous offre les travaux des plus habiles médecins russes, et qui ont été adressés à l'Institut, que vous n'avez pas jugé à propos de consulter pour composer ces commissions. Ces travaux présentent des faits très-curieux, tous d'accord, au fond, avec ma doctrine sur ce genre d'épidémie, rejetée par l'Académie que vous prenez pour guide. Mais les auteurs russes, divisés entre eux sur divers points tout-à-fait indifférens à la question, ne se réunissent pas moins pour déclarer solennellement qu'il n'y a ni *contagion* ni *infection*; que les bains de vapeur, entre autre chose, et le soin de réchauffer d'abord les malades, est ce qui a le mieux réussi, et c'est sur tout le travail russe que j'en ai fait un autre que j'ai adressé à l'Académie des Sciences, qui l'a renvoyé à sa Commission du Choléra. Je n'ai pas cru devoir vous l'adresser comme à mon ordinaire, parce que je ne veux rien avoir à démêler avec votre Académie de médecine, si horriblement inconstitutionnelle, et qui se compose, pour la plupart, de menteurs, de faussaires ou de corsaires de littérature, que je me propose de traduire incessamment devant les tribunaux.

Cela posé, M. le Ministre, si vous ne modifiez votre décision de manière à la rendre conforme à des principes d'équité, et surtout à vos bonnes intentions, vous devez vous attendre au plus abominable gâchis; et par rapport aux suites funestes qui seraient immanquablement le résultat de votre persévérance dans votre décision, vous vous chargeriez de la même responsabilité de MM. Capelle, Corbières et de Boisbertrand, relativement à la mortalité. Dès-lors le gouvernement libéral que vous représentez sous notre Philippe Ier, ne serait plus qu'une odieuse déception. Il me serait difficile de vous prêter une pareille pensée, je ne la crois pas même admissible.—Je demanderai encore à M. le ministre la permission de lui observer que, dans l'état actuel des choses, M. le docteur Lassis et moi, quoique avec une opinion opposée, nous prétendant séparément seuls capables de lever les difficultés, moi contre M. Lassis, et celui-ci contre moi, il conviendrait que nous fussions l'un et l'autre chefs de chaque commission. M. Lassis, d'abord comme ancien praticien, et parce qu'il promet de développer les grandes vérités que, depuis sept à huit ans, il conserve *incognito* et qui, suivant lui, nous assurent des guérisons aussi promptes qu'inattendues.

Quant à moi, ne me chargeant que de la recherche des causes, et de prouve qu'elles sont précisément celles que j'ai découvertes, je dois être chef en qualité de professeur de chimie, pour commander aux plus jeunes les expériences qui sont à faire, et que MM. les Russes ont ébauchées. Il faudrait par conséquent m'adjoindre un jeune chimiste qui pût me comprendre et me seconder.

Il faudrait aussi, eu égard à mon grand âge et à la blessure grave que j'ai reçue à la figure le 28 juillet 1830, dans le combat de la Porte-Saint-Denis, où je demeure, et à la dislocation de la clavicule gauche qui me prive du libre usage du bras du même côté, que M. le ministre voulût bien m'indemniser des frais de voyage de la personne qui prend soin de moi.

J'ai l'honneur, etc.

LEYMERIE.

Réponse de M. le Ministre.

Regrets trempés dans de l'eau bénite de cour.

Aujourd'hui les momens sont précieux et deviennent urgens en raison des alarmes répandues par la loi *sanitaire* de M. d'Argout, et par toutes ces commissions dérisoires de *salubrité*.

Leur véritable but est de provoquer la vente du *chlorure* Labaraque; préservatif absurde, tenant du plus scandaleux charlatanisme, et qui n'a réussi nulle part. Les Russes s'en sont plaint amèrement. Voyez plus haut. Voyez encore ma Réplique à la Commission de Trypoli de Syrie, contre Pariset et Darcet jeune.

Les documens qui suivent ne m'ayant pas été connus avant leur publication dans les journaux, n'ont par conséquent pu être introduits dans le texte de l'ouvrage qui était en tirage : un remaniement en eût retardé beaucoup la sortie.

Ces faits nouveaux, pour n'être pas à leur place, n'en sont pas moins importans ; ils éclairent trop la doctrine que je professe, et le lecteur ne pourra que me savoir gré de les avoir rappelés à sa mémoire. D'ailleurs, tous peuvent bien n'avoir pas lu ceux des journaux d'où je les ai extraits.

Courrier-Français du 30 *septembre* 1831.

Hongrie. — Pesth, 14 septembre.

« Nous avons eu hier un violent orage, sans forte pluie ni diminution sensible de chaleur. Le nombre des malades et des décès a été moins grand cette nuit, mais les ravages de la maladie ont été bien cruels pendant les cinq derniers jours.

Il est cependant consolant d'apprendre que depuis le deuxième jour, *où le nombre des malades* a été plus considérable (il était de 139), ce nombre n'a plus été dépassé. »

Ce fait est en tout semblable à ce qui se passe dans la fièvre jaune. Dès que l'épidémie cesse, sa terminaison s'annonce toujours par un accroissement de malade et de décès. Tous ceux qui se seraient alités plusieurs jours plus tard et successivement, s'alitent tous simultanément; et les symptômes de ceux qui le sont depuis un ou deux jours, s'aggravent sur le champ et en même temps; mais il n'y a plus de nouveaux envahis, c'est alors que les moineaux et les hirondelles reviennent au lieu de l'épidémie, d'où ils avaient émigrés dès le principe. Voyez mes nouvelles vues sur la fièvre jaune que l'académie royale de médecine a falsifiées, omettant ces faits à dessein, et que celle des Sciences n'a pas voulu rapporter depuis plus de cinq ans, n'étant pas du goût de MM. Portal et Duméril, contagionistes ministériels.

« On a pu se convaincre ici, ainsi que dans plusieurs autres villes où la maladie s'est manifestée, que la tranquilité d'esprit, la sobriété et une attention continue d'*éviter les refroidissemens*, sont les meilleurs préservatifs ; que dès les premiers symptômes du mal, l'emploi des remèdes ordinaires opèrent habituellement la guérison, » (quand elle est possible) tandis que toute négligence ou retard amène presque toujours la mort. » Jamais, quand la lésion n'est pas profonde, quelles que soient les apparences de gravité des symptômes. La chaleur, et des boissons douces et réparatrices suffisent. (*Gazette d'Augsbourg*).

Sa Majesté l'Empereur d'Autriche ne paraît pas croire à la contagion, puisqu'il n'a pas interrompu les communications avec le château de Schœnbrunn.

Courrier-Français du 2 octobre.

Vienne, 21 septembre.

« Le Choléra étend malheureusement de plus en plus ses ravages parmi nous, et immole avec une grande promptitude ses victimes. Celles-ci sont de toutes les classes, de tout âge et de tout sexe. Aux noms des personnes connues qui ont déjà succombé, il faut ajouter aujourd'hui ceux du général de cavalerie, baron de Stipsitsch, chef de la commission militaire du conseil-d'état; la comtesse Mitrowski, femme du premier chancelier de la cour; les comtesses Bathiani, Esterhazi ; ceux enfin de plusieurs fonctionnaires des classes supérieures, de deux célèbres médecins, d'un grand nombre de magistrats et d'avocats. » Il est plus qu'à présumer que tous ces grands personnages se sont régulièrement soumis aux mesures sanitaires que M. Moreau de Jonnès leur a prêtées.

« Une circonstance bien remarquable est *que le Choléra a jusqu'ici épargné* quelques-uns de nos faubourgs et plusieurs des villages de nos environs, *quoique situés au milieu d'endroits infectés*. Les communications entre Vienne et Schœnbrunn sont fréquentes, *les abords du château ne sont point gardés par un cordon sanitaire*.

(Gazette d'Augsbourg.)

Vienne, 3 octobre.

Une lettre de Berlin porte ce qui suit : « Une maladie grave regne dans cette ville. Les soldats qui meurent sont enterrés pendant la nuit. Une proclamation de notre roi a été lue à Trèves et dans tous les environs ; elle assure que le Choléra est *un fléau de Dieu* (*Castigo de dios* des Espagnols), envoyé pour punir les hommes de leurs crimes ; qu'il n'y avait pas lieu à prendre des mesures pour s'en garantir ou en arrêter la marche, et qu'il était laissé à *chacun de s'en préserver* comme il l'entendrait. »

Nota. Les très-petits insectes imperceptibles à la vue, qui s'attachent aux cheveux, à la peau et aux vêtemens du docteur Hanemann, le composé aérien d'*animalcules* invisibles à l'œil, du docteur Benguecham, sont, si le fait est vrai, pour moi la preuve de la décomposition électrique de la peau donnant lieu à cette insectologie.

Courrier-Français, *7 octobre* 1831.

Autriche. — Vienne, 26 septembre.

« Le conseil aulique de la guerre vient d'ordonner une nouvelle dislocation de troupes; le cordon sanitaire de la Leytha a été dissous, le Choléra ayant dépassé ce cordon et s'étant répandu dans la ville de Vienne, ses faubourgs et ses environs.

» Il y a eu jusqu'au 25 à midi, dans la ville de Vienne et ses faubourgs, 1095 malades du Choléra, 219 ont recouvré la santé, 402 ont succombé, 474 en traitement.

» Aux 78 juridictions de la Hongrie,

où le Choléra a exercé ses ravages, joignez le comital de Szalader et la ville de Presbourg. Selon les rapports officiels du 13 juin au 13 septembre 232,580 personnes ont été atteintes, 80,699 guéries, 109,264 mortes, 42,617 en traitement.»

Fiez-vous maintenant aux Chlorures de M. Labarraque!

FIN.